CrossTherapy Energetics

Magnétisme et Transes
Volume 1

Christophe Pank

«Tout commence par une transe et continue avec la simplicité»

Sommaire

Introduction

Depuis que je me passionne pour l'aide à la personne et le développement personnel, j'ai toujours aimé l'aspect énergétique. Les arts martiaux y sont en grande partie responsables.

Il est si facile de détruire, mais tellement délicat de construire ou guérir. En apprenant à frapper, à combattre voire à me battre, une partie de moi prenait de plus en plus plaisir à étudier les travaux internes.

Le monde 'interne' dans les sports de combat représente les disciplines qui travaillent sur l'énergie du corps : Le Ki/Chi ou Prana. Cette énergie n'est pas reconnue par notre communauté scientifique, bien que de plus en plus admise, notamment dans les principes d'acupuncture.

Comme beaucoup de pratiquants de styles externes, la finesse de l'interne a été assez compliquée à admettre. De plus, étant d'un caractère qui ne croit que ce qu'il vit, les mots dans les livres n'étaient pas suffisants.

Un autre chemin possible aurait été de pratiquer 30 ans pour découvrir des résultats.

Là encore, c'est juste un peu long pour moi, je suis parfois peu patient.

Un jour, alors que j'étais en stage de Yi Chuan, j'ai eu la chance de voir un Professeur Chinois apaiser la cheville foulée d'un pratiquant, en n'imposant que ses mains.

Cette démonstration a été **une révélation**. Ne pas utiliser l'énergie dans une démarche de destruction mais dans celle de protection d'une part et celle de guérison de l'autre.

J'ai donc commencé à poser mes mains... sur moi. Et mes douleurs, mes maux physiques et petit à petit plus psychiques se transformaient, s'effaçaient, pour laisser place à un bien être.

Sincèrement, ce n'était pas non plus la panacée, j'avais toujours autant de stress avant d'aller combattre, toujours de nombreuses peurs que je ne parvenais pas à apaiser et côté douleur, certains coups ou luxations mettaient du temps à s'apaiser.

Pourtant tout me paraissait tellement 'logique'.

Je méditais, avec un mixte entre du zen et des méditations plutôt indiennes et **mes mains 'parlaient'**, mon corps vivait de nombreuses sensations étranges.

Plus je travaillais les méditations assises et celles debout, comme l'arbre, plus mon être s'éveillait à **des choses extraordinaires.** Aujourd'hui, je dirais que je commençais simplement **à m'ouvrir à moi-même** et effectivement c'est extraordinaire.

J'ai rencontré sur mon parcours énergétique de nombreuses disciplines et de nombreuses personnes qui m'ont permis de mieux comprendre, mieux pratiquer et surtout **me donner plus confiance** dans ce que je vivais.

Je pense que **le plus difficile c'est de 'croire'** en ce que l'on ressent, perçoit et d'admettre, bien que la logique éduquée par les normes de la société fasse de la résistance.

Sur ma route, j'ai pris conscience, ou peut être **j'ai pris subconscience,** que les différents phénomènes que je vivais se mettaient en place quand **j'entrais dans une Transe.** Un moment pendant lequel mon conscient et mon subconscient **se mettaient en accord** pour vivre en commun.

Plus je travaille sur les transes, plus je me rends compte que nous sommes capables de choses vraiment surprenantes, positives et bénéfiques dans de nombreuses situations et particulièrement dans les travaux en 'soins énergétiques'.

Dans ce livre, je vous propose différentes techniques que vous pourrez **facilement appliquer** sans avoir à passer des années de travail, ni dépenser des centaines, voire des milliers d'euros, pour y parvenir.

Ce que je propose est simple, accessible à tous et les degrés que vous allez 'passer' se feront de façon toute personnelle. **Je présente une vision, pas une vérité**, un chemin, pas LA route.

Prenez ce qui peut vous être utile que vous soyez un praticien en énergétique, en thérapie, ou simple découvreur. Testez, Faites-vous un avis et si vous aimez, **Partagez.**

Chapitre 1 : Le Principe de Transe

La transe est un mot que nous pouvons voir défini de différentes façons. En CrossTherapy, je prends une définition très simple : Phase de **communication entre le Conscient et le Subconscient,** voire avec une partie de l'inconscient.
La transe n'est pas un phénomène extraordinaire, c'est au contraire une des choses les plus **communes de notre vie.** Cette communication est quasi permanente, seulement elle n'est pas nécessairement *'utilisable'.*
Une rêverie, une absence pendant un dialogue est une transe que nous ne cessons de vivre à longueur de journée.
Voici un lexique que je vous conseille de garder en tête pendant la lecture de l'ouvrage, pour bien comprendre ce dont on va parler.
- **Conscient :** Partie analytique, logique de notre personnalité. La mémoire à court terme. Gardez en tête que pendant les transes, **le conscient est toujours présent.** Il est aussi le moyen, pour nous, de comprendre certains messages un peu trop symboliques de notre subconscient.
- **Subconscient :** Partie qui garde toutes les mémoires et informations depuis que nous sommes nés. Siège de nos émotions et de notre capacité à trouver le meilleur moyen pour être dans un état 'optimum'. Cet état n'est pas nécessairement le plus plaisant, il est cependant le moins pire qu'il est possible de vivre.
- **Inconscient :** Partie qui gère notre **fonctionnement physiologique**, et nos réflexes instinctifs pour survivre et vivre dans le quotidien.
- **Facteur Critique :** C'est un sas qui peut être divisé en deux parties.

1- Le sas **entre le Conscient et le Subconscient** qui permet de ne pas prendre toutes les informations comme *une suggestion-vérité.* Pour exemple un enfant de moins de 6 ans n'a pas de facteur critique. Si on lui dit que du soda est de l'eau, avec le temps il estimera que le soda EST de l'eau et le nommera eau.
Ce sas a pour fonction de **filtrer les informations** et il peut choisir différentes options :
La refuser et la retirer / La garder dans le sas pour 'réflexion' / L'intégrer dans la mémoire du Subconscient.

2- Le sas **entre le Subconscient et le Conscient** qui empêche que certaines choses ne reviennent dans le conscient, pour **éviter un déséquilibre trop fort** pour *l'homéostasie* de l'être.

Imaginez qu'un souvenir traumatique resurgisse sans que nous puissions le gérer, cela poserait trop de dysfonctionnements dans la psyché, voire dans le corps pour être supportable.

Il y a d'ailleurs une croyance qui m'a été enseignée avec le temps : *'Nous ne vivons que ce que nous sommes capables de supporter'*. Plus j'étudie les transes et la psyché, plus j'adhère à ce concept, même si parfois **on se demande s'il est possible de tout supporter.**

A **aucun moment** des transes **le facteur critique** ne disparaît, il est seulement contourné et ne peut plus jouer son rôle initial.

- **Transe :** *Communication entre le Conscient et le Subconscient en contournant le facteur critique.* Une transe n'a pas une forme unique. Chacune des transes que nous vivons aura **une utilité différente** et toutes ne sont pas exploitables pour nos objectifs énergétiques ou thérapeutiques.

Pendant les transes, il y a **un dialogue plus fluide** entre deux parties de nous-mêmes, sans la barrière que nous fixe le facteur critique.

Comme tout dialogue, il est possible que l'**une ou l'autre des parties s'exprime davantage.**

En effet, par moment le conscient pourra **être très présent**, faisant penser que nous ne sommes pas en transe, pourtant ce n'est pas le cas, il y a des disciplines qui exploitent bien **cette transe consciente** : l'hypnose conversationnelle et la PNL.

Prenons l'exemple d'une négociation avec des outils de PNL, à aucun moment l'interlocuteur n'aura les yeux fermés, ni même la sensation de ne pas être conscient de ce qu'il est en train de faire et de dire.

Pourtant, ces outils permettent de valider rapidement le processus de négociation.

D'autres fois le **subconscient sera omniprésent** et laissera simplement la place au conscient *pour comprendre* ce qu'il se passe afin qu'il puisse lui offrir des informations recherchées.

C'est en cela que j'explique souvent que **les transes sont plus ou moins stables.**

- Stabilité des Transe : Les transes *ne sont pas des états figés*. En effet avec les différents facteurs dont nous avons parlé précédemment, nous savons que le **dialogue pourra être variable** en fonction des moments, des émotions, des envies, de l'environnement...

Dans une même transe, nous pourrons vivre un moment **pleinement conscient** de nos maux et de nos gestes, puis pendant un laps de temps n'écouter que notre instinct, sentir que **nos mains ou nos mots vivent par eux-mêmes**, en devenant observateur de cette transe.

Le **facteur critique va également rendre plus instable** cet état, il suffit qu'une information profonde resurgisse et que le conscient s'arrête dessus pour que *la transe qui pouvait sembler profonde devienne plus active.*

Ces différents principes sont importants à comprendre, parce qu'ils vont être la base de notre travail en CT Energetics. La transe que nous allons vivre sera **la porte** de nos perceptions, découvertes et 'projections' énergétiques.

Les méditations, les sessions de magnétisme et même de perceptions extra-sensorielles se passent dans des transes pour les opérateurs et également pour les personnes qui vivent la session : les partenaires.

Chapitre 2 : Comment entrer dans des Transes ?

De mon point de vue, qu'importe la discipline que nous pratiquons, **nous entrons tous dans des transes** qui nous permettent d'**optimiser** ce que nous mettons en place. Sans parler du monde du mieux-être, le sport par exemple.

Un coureur entre dans sa transe dès qu'il a trouvé son rythme, un joueur de tennis n'a plus aucune attention à ce qui se passe autour de lui, il n'a qu'une chose en tête, la balle.

La natation avec ce travail de respiration et de retour à l'écoute de soi est encore plus flagrante, en effet qui n'est jamais ressorti d'une piscine avec *une sensation de paix et de sérénité.*

Dans le cadre de l'énergétique c'est tout aussi marquant, que vous soyez un magnétiseur ou un pratiquant de reiki, vous avez tous **des façons de vous recentrer** avant une séance.

Ce moment de **retour vers vous est une mise en transe**. Certains utilisent des symboles, d'autres des mantras, d'autres des passages d'un livre saint. L'important est de retrouver un état qui permette d'offrir une force belle et positive.

Dans le CT Energetics, j'estime que l'**état de base** à atteindre est la transe. Pour ce faire nous allons travailler sur des exercices simples qui peuvent nous ouvrir à une transe.

Exercice 1 : La respiration

La première chose qui peut vous entraîner dans une transe est **votre souffle**.

Il suffit que vous pensiez à un moment où vous avez nagé pour vous rappeler à quel point vous étiez dans **un état de pleine relaxation**.

Prenons un exercice des plus simples :
- Prenez votre pouls au niveau du poignet
- Inspirez sur 6 battements
- Expirez sur 6 battements
- Quand vous sentez que vous êtes relaxés et apaisés, arrêtez
- Vous êtes dans une transe légère.

Exercice 2 : La fixation du regard

Quand vous parlez avec une personne et que vous partez dans rêverie, toujours dans l'écoute, pourtant vos yeux regardent dans le vide.

Nous y sommes **c'est une transe.**

Faites cet exercice :
- Prenez un point en hauteur
- Fixez ce point
- Prenez pleine attention à ce point
- Prenez attention à tous les sons qui vous entourent, même le silence
- Prenez attention aux sensations que vivez
- Gardez toujours votre regard fixe et faites en sorte de regarder sur un champ plus vaste
- Une fois que vous pouvez percevoir tout ce qui vous entoure
- Respirez profondément et gardez cet état

Exercice 3 : Faire Comme Si

Vous vous êtes déjà pris pour quelqu'un d'autre, ne serait-ce que certain matin en vous regardant dans un miroir ou en jouant un rôle. Et c'est parfait, c'est un excellent moyen de contourner votre facteur critique.

Faites cet exercice
- Faites comme si vous étiez un enfant de 5 ans
- Fermez vos yeux
- Au bout de quelques instants, faites comme si les paupières étaient collées
- Faites comme si vous ne pouviez plus les ouvrir
- Une fois les yeux bien détendus, respirez 3 fois profondément
- Ouvrez vos yeux.

Souvenez-vous, les transes sont des éléments de notre quotidien, c'est un moyen d'être plus ouvert à soi-même et ces différents 'rituels' peuvent vous aider.

Vous pouvez vous faire vous-même vos rituels :
- De la musique
- Des encens
- Une séance de Tai Chi
- Sauter sur place
- Crier
...

Qu'importe, l'important est de vous mettre dans **une condition qui vous sorte de votre quotidien**, cela se retrouve dans quasiment tous les rituels de l'énergétique.

En effet, les styles traditionnels utilisent **des mantras, des méditations ou même des prières pour entrer dans les transes** qui permettront de faire une séance à leurs partenaires.

Je vous conseille d'aller faire au moins une fois de la sophrologie ou de l'hypnose pour pouvoir qualifier ce que représente une transe et en plus créer un ancrage.

Chapitre 3 : Les Points Cosmos

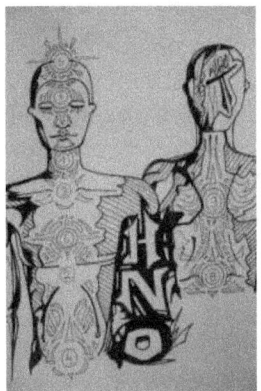

Il est bien important que vous ayez pu définir votre façon de vivre des transes.

En effet, les Points Cosmos sont assez particuliers dans leur capacité à nous faire entrer dans **un état de transe subtil**, qui nous ouvre de nombreuses capacités.

A - Qu'est ce qu'un point Cosmos ?

C'est un point qui est lié aux **types de caractères** que l'on nomme Ennéatype. C'est **Alan Sheet** qui en a parlé la première fois sous le nom de Mouvement Center.

Il a défini qu'en fonction des neufs types de personnalité de l'énnéagramme (www.approchepearl.com site de mes professeurs Nicolas et Jessica Depetris), il existe neuf centres d'énergie.

Dans le peu d'informations que j'ai pu avoir, il les a définis comme **points pour se centrer**. Il est à savoir que Alan Sheet était pratiquant d'Aikido. Un art martial qui a pour but *'l'union des énergies'*.

Quand j'ai compris que le centrage sur ces points nous faisait rentrer dans une **transe harmonieuse et équilibrée**, je me suis demandé jusqu'où nous pouvions aller avec ce centre.

C'est à ce moment-là que j'ai découvert que nous pouvions faire des choses assez extraordinaires. J'ai mis mon dogi (kimono) et je suis allé voir ce que ce point pouvait offrir.

Après différentes expériences physiques que vous pouvez retrouver sur le site www.points-cosmos.com, voici les premières conclusions que j'ai pu obtenir.

- Capacité de récupérer plus rapidement
- Possibilité d'avoir une sorte de 'protection' contre les coups, un peu comme les vieux maîtres d'arts martiaux.
- Comme par exemple lors de démonstrations d'arts martiaux, nous parvenons à ne plus nous faire soulever, ni même pousser.

Le tout **en un instant**, en pensant simplement au point qui correspond à notre personnalité.

Pour moi cette démonstration physique a beaucoup d'importance dans le sens où dans le monde énergétique, tout reste très intellectuel et impalpable.

En effet, quand nous faisons une séance sur un partenaire en énergétique, nous ne savons jamais **si c'est une suggestion ou si réellement il se passe quelque chose sur d'autres plans.**

Les points cosmos ont la capacité de nous **montrer que physiquement, instantanément, il y a un changement** que physiologiquement il est difficile d'expliquer.

Par contre les anciennes cultures indiennes et chinoises expliquaient très bien ces phénomènes au travers du CHI/ PRANA.

B - Comment découvrir son Point Cosmos ?

Il y a deux façons de faire. La première est à mes yeux la plus intéressante.

En effet si vous étudiez cet ouvrage c'est que vous souhaitez **travailler à la fois sur vous ainsi que sur des partenaires.**

1) L'étude de soi au travers de la découverte de son Ennéatype :

Vous pouvez lire différents ouvrages sur les Ennéagrammes, un conseil que mon professeur m'a donné au départ, **surtout ne faites pas de tests en ligne.**

Je sais bien que nous souhaitons toujours aller au plus rapide, je suis également une personne qui aime cela, cependant dans la quête de son développement personnel, il est encore utile de **savoir prendre son temps.**

Apprendre qui nous sommes est un vrai cheminement et aura le double intérêt de vous mettre en transe et de vous faire découvrir d'autres facettes de vous-même.

Je vais me permettre de reprendre les 9 bases qui proviennent de l'Approche Pearl (http://www.approchepearl.com/enneagramme/enneagramme_for mation) :

- Base 1 : Quête de Perfectionnement
- Base 2 : Quête d'Approbation
- Base 3 : Quête de Succès
- Base 4 : Quête d'Authenticité
- Base 5 : Quête de Connaissance
- Base 6 : Quête de Sécurité
- Base 7 : Quête de Diversité et de Nouveauté
- Base 8 : Quête de Pouvoir
- Base 9 : Quête de Tranquillité

Cherchez à quelle base vous correspondez et vous aurez le Chiffre de votre Point Cosmos.

Après cela il vous suffit de le trouver sur le Schéma du **Tigre Cosmos (Artiste : Mwana Pyro)**

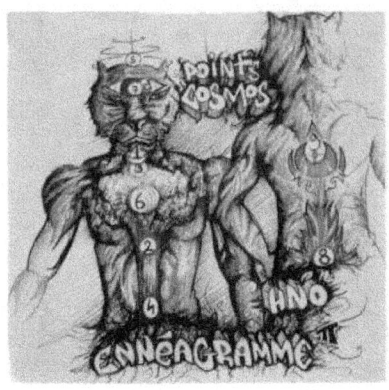

2) La seconde méthode est de **tester directement tous les points**.

C'est plus rapide seulement cela n'est pas le plus intéressant pour son développement.

J'ai constaté qu'il arrive très souvent qu'une personne qui a **des sensibilités, des blessures ou douleurs fréquentes** à un endroit récurent, nous montre la zone de son Point Cosmos.

Par exemple il arrive souvent que les personnes faisant du 8 aient mal au bas du dos.

C - Comment se centrer ?

Le Centrage de Base

Avant de commencer les tests, je souhaite vraiment définir ce que j'appelle **se centrer.**

J'ai eu de nombreux mails à ce sujet. Pour beaucoup d'entre nous, qui sommes habitués à des techniques complexes, se centrer semble une chose qui demande une grosse concentration.

Dans le cas qui nous concerne, ce n'est pas une question de concentration. **C'est une simple pensée**. Oui une simple pensée, ni plus ni moins.

Pour avoir testé dans tous les sens le Point Cosmos, je me suis aperçu que, le simple fait de **penser à la zone** de notre Point suffisait pour en avoir les phénomènes qui y sont liés.

Certains me demandent également si l'on doit penser à un point très précisément, hormis pour le Point 1 et 3, les autres peuvent être sur une zone.

Avec l'expérience vous constaterez que la simple pensée de votre point, *va 'activer'* sa présence, parfois quelques secondes, parfois quelques minutes et après un temps d'apprentissage, de plus longues périodes.

Le Centrage Avancé

Le mot 'avancé' est bien prétentieux, n'importe quel débutant peut le faire, c'est simplement pour dissocier le simple fait de penser au centre, et celui de **'jouer' avec le centre.**

En effet vous pouvez, une fois le centrage effectué, mettre en place des intentions.

L'intention va être un mot, une phrase, un concept ou une image que vous allez **injecter dans le centre.**

En somme vous allez penser à votre centre **avec un mot** comme équilibre, détente.

D - Les Tests

Test 1 : L'anneau

Le premier que vous pouvez faire c'est **l'anneau.**

Ce test je l'ai pris d'un vieux livre de *Sensei Koichi Tohei, dans le Livre du Ki.*

Très simple, vous demandez à un partenaire de vous tester.

- Mettez votre pouce et index en contact, puis gardez une résistance.

- Votre partenaire va vous l'ouvrir, cela donnera une référence de résistance.

- Pensez maintenant à votre Point (déterminé avec votre Ennéatype), tout en gardant votre pouce et index en contact.

- Votre partenaire va à nouveau tenter d'ouvrir vos deux doigts.

Normalement si c'est le bon point, vous allez vous rendre compte que votre partenaire a **vraiment beaucoup de mal** pour ouvrir, voire n'y parvient plus du tout et vous n'aurez pas l'impression d'avoir mis plus de force.

Ce test doit être approuvé de votre côté, si vous n'êtes pas satisfait du retour, testez simplement un autre point.

Vous allez être étonnés qu'un des points fonctionne bien mieux que n'importe quel autre.

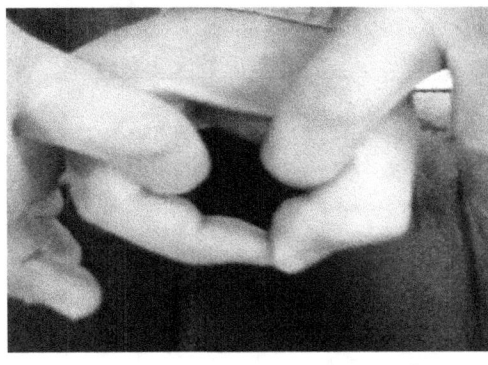

Test 2 : Le Bras Impliable

Comme lors du premier test prenez toujours un essai pour jauger la résistance que vous avez naturellement.

- Tendez votre bras, pli du coude vers le haut, sur l'épaule de votre partenaire.
- Son but est de vous le plier en appuyant avec ses deux mains sur le pli du coude.
- Une fois qu'il a sa résistance de référence, recommencez.
- Cette fois centrez-vous sur votre Point Cosmos et gardez la résistance sur votre bras.

A cet instant votre bras ne pourra plus se plier et vous n'y mettrez pas plus d'énergie.

Il n'y a pas besoin de faire d'autres tests, une fois que vous avez réussi cela vous pouvez être persuadés de votre Point Cosmos.

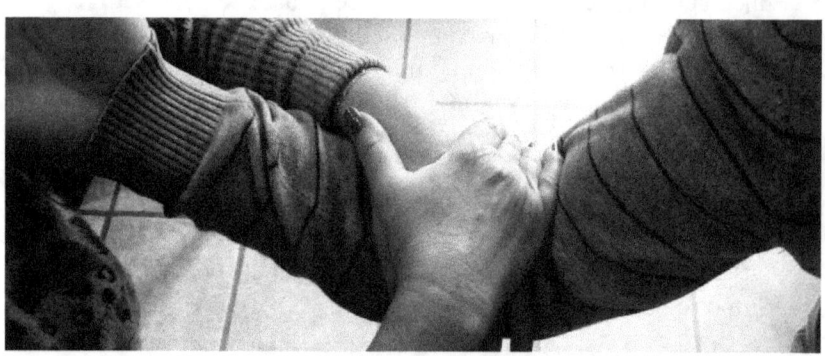

E - Rencontre avec cette Transe Cosmos.

Une chose étonnante avec le Point Cosmos reste **la capacité qu'il donne d'entrer dans une transe,** vraiment positive et agréable.

En effet, ce centrage nous ramène à ce qu'il y a de plus harmonieux en nous. Cette Transe nous permet une première incursion dans un bien être intérieur.

Pour apprendre à l'utiliser correctement, je vous conseille de vous centrer *plusieurs fois par jours,* sur votre Point Cosmos.

Respirez calmement, mettez votre pensée sur ce point et écoutez-vous, écoutez votre corps.

Avec cette simple utilisation vous allez :

- Calmer vos insomnies
- Calmer vos angoisses
- Mieux récupérer de votre fatigue
- Mieux gérer votre stress
- Mieux vous concentrer

Avec très peu d'implication vous allez être étonnés du retour possible que votre centre vous offre.

F - Le Point Cosmos et les soins sur soi

Ce que j'aime particulièrement dans les modèles de techniques énergétiques, c'est le principe de **d'abord travailler sur soi.**

Trop de thérapeutes n'utilisent jamais leurs techniques sur eux-mêmes.

Ils attendent d'être malades ou mal en point pour commencer à faire ce qu'il faut.

J'aime l'idée du médecin chinois qui **nous apprend à ne pas être malades.** Un énergéticien a un outil vraiment fabuleux entre les mains. Et **le travail au quotidien** peut être une clef pour améliorer de nombreuses choses dans sa vie.

Dans le **Centrage Avancé**, je vous parlais de mettre une *intention* dans l'exercice. Cela va être le point de départ de votre utilisation personnelle du Point Cosmos.

- Centrez-vous, jusqu'à *ressentir un mieux être*
- Mettez une **intention d'énergie** dans votre centre, vous pouvez imaginer que vous l'écrivez, que vous y mettez une vitamine, que vous sautez dans tous les sens. Qu'importe, le tout est de pouvoir le faire avec votre centre.
- Observez les changements psychiques et physiologiques.

Si vous êtes une personne qui **cherche l'apaisement** dans des méditations ou des travaux comme le Qiqong :

- Centrez-vous jusqu'à ressentir un mieux être
- Mettez votre **intention de quiétude** dans votre centre, vous pouvez imaginer bouddha en zazen, un sifu chinois plein de quiétude.
    – Observez les changements psychiques et physiologiques.

Quand vous avez **une douleur,** parfois le seul fait de vous centrer retire votre mal. Pour d'autres cas il est préférable de faire le processus suivant :

- Centrez-vous jusqu'à ressentir un mieux être
- Mettez une **intention d'aspirer** complètement la douleur dans votre centre, vous pouvez imaginer un vortex, une lumière apaisante.
- Observez les changements psychiques et physiologiques.

Pour avoir régulièrement des maux suite à mes entraînements, cette méthode est réellement efficace et rapidement applicable. Vous pouvez faire la même chose avec le début d'une maladie, comme un rhume.

Les applications sont vraiment diverses. C'est très simple à faire, il vous suffit de prendre un peu de temps et d'expérimenter pour vous en rendre compte.

G - Le Point Cosmos pour le partage Énergétique

Nous pouvons comme en magnétisme, utiliser le Point Cosmos pour **transmettre de l'énergie** afin de calmer des douleurs et apaiser des personnes qui en font la demande.

Je précise qu'il est préférable d'**avoir une demande.**

Il est possible de développer le *syndrome du sauveur,* en souhaitant transmettre à tout le monde de l'énergie pour qu'ils aillent mieux. Seulement, ils n'ont pas fait la démarche en amont, je vous conseille de vous abstenir.

Vous devez comprendre maintenant que la base du travail avec le Point Cosmos est **le centrage et l'intention.** Quand vous souhaitez travailler avec une personne, **il vous suffit de poser vos mains** sur votre partenaire.

- Mains en contact sur votre partenaire, n'importe où sur le corps, sinon directement sur la douleur
- Centrez vous sur votre Point Cosmos
- Envoyez une intention d'apaisement à votre partenaire. Si vous êtes plutôt visuel vous pouvez imaginer ce qu'est la représentation d'un magnétiseur, guérisseur ou autre.
- Répétez vous un mot comme : 'Apaisement', 'Amour inconditionnel', 'bonheur'...
- Demander comment votre partenaire se sent de façon régulière

Lorsque vous faites des séances à autrui, proposez une échelle de

1 à 10 pour que vous puissiez savoir ce qu'il en est du malaise de votre partenaire.

Avec cette simple routine vous allez facilement pouvoir soutenir vos partenaires.

H - Contre Indication

Je sais que le titre peut paraître un peu formel. Je souhaite vous donner des retours que j'ai vécus avec mes expérimentations du Point Cosmos. N'ayez crainte, rien de méchant, cependant à ce jour je n'ai pas réellement d'explications à ce qui va suivre.

En travaillant sur le centrage, je me suis interrogé sur son utilisation optimale. En effet, je me suis mis en tête de me **centrer continuellement**.

Les retours ont été des plus surprenants. En effet, dès que nous arrivons à **une dissociation** entre ce que nous faisons au quotidien et une partie de nous qui reste fixée sur le point, nous parvenons à nous centrer une grande partie de notre quotidien.

Les effets n'ont pas du tout été ceux escomptés, en effet mon corps a réagi de façon très violente. Je garde à l'esprit qu'*il soit possible que chaque Point Cosmos propose des retours différents comme autant de caractères de l'être.*

Durant cette période j'ai eu des douleurs très fortes au dos, puis à certains moments, je ne ressentais plus mes jambes, comme si j'avais des fourmis en permanence.

Au niveau psychique, de l'état qui était vraiment agréable au départ, je suis passé par des variations émotionnelles intenses et très perturbantes.

Mon corps aussi a commencé à prendre du poids sans raison particulière. On va dire que toute **cette période était excessive à tous les niveaux.**

En revanche, **j'étais dans une transe constante,** pendant laquelle, j'étais **plus sensible** au niveau de mes différents sens.

Mes **intuitions étaient plus précises** et durant mes séances j'avais des connexions vraiment très intéressantes avec mes clients.

J'ai maintenu cette expérience quelques mois, pour être certain que je ne me sabotais pas.

Comme une résistance que je devais dépasser.

Je pensais, comme c'est le cas régulièrement en énergétique, qu'il fallait **une période de nettoyage.**

Et bien... après coup, je n'en suis pas certain, bien que je reste encore dans le doute malgré tout.

C'était sûrement trop pour le moment, en mûrissant avec le Point Cosmos et son utilisation je parviendrai peut-être à en comprendre d'autres choses.

Peu de temps après cette expérience, en jouant avec un bol tibétain, j'ai eu **un début de réponse** sur une façon d'utiliser cette énergie, cette force.

Quand nous utilisons un bol tibétain, naturellement nous souhaitons devenir le maître de l'objet. Nous i**mposons notre rythme** à la vibration en tournant de plus en plus vite notre marteau.

Alors ce dernier rebondi, casse l'harmonie du son qui est en train de se diffuser. **Nous brisons alors la vibration énergétique de notre action.**

Pour le Point Cosmos, c'est un peu la même façon de fonctionner. En me centrant continuellement **je souhaitais imposer** ma volonté à une énergie qui, par nature, est 'juste' et équilibrée.

En somme je souhaitais que l'eau de source qui coule dans la montagne soit gazeuse, alors que ce n'est pas sa nature. Au lieu de boire abondamment de cette eau et profiter de tous les bienfaits qu'elle offre naturellement, j**'attendais qu'elle devienne autre chose**, avec d'autres caractéristiques.

Voilà, à mon avis, mon erreur. *Je n'ai pas profité de ce que, par essence, représente le Point Cosmos,* mais **j'ai voulu le modeler à mon idée.**

Alors comme avec le bol tibétain, je vous conseille de **vous centrer** quelques minutes puis **laisser son action se faire**, se diffuser. Laissez le thé que vous mettez dans votre eau crépitante, infuser pour offrir une boisson subtile qui vous donnera satisfaction.

Quand vous avez l'impression que son effet diminue, recommencez. Ce qui est intéressant, c'est que plus vous allez l'utiliser, plus **vous allez avoir une résonance longue.**

De quelques instants au départ, nous parvenons à vivre de longues minutes ensuite et bien plus.

I - Les Points Cosmos et la Protection

Dans le domaine de l'énergétique nous portons une attention toute particulière à **la protection de l'opérateur.**

Depuis que je pratique, je rencontre de nombreux pratiquants qui ressortent de séances, **vidés de leurs énergies**.

Des écoles comme le Reiki et Quantum Touch nous enseignent que cela n'arrive pas avec leurs systèmes, pourtant après des journées entières de séances, même en pratiquant les *'rituels' de protection*, je finissais carboniser.

Je me suis souvent interrogé sur la protection des praticiens. Les croyances qui m'ont été inculquées, étaient que **nous n'utilisons pas notre propre énergie mais l'énergie infinie de l'Univers.** Seulement cela n'empêchait pas les retours négatifs.

Le seul système que j'ai trouvé cohérent et effectivement **non éprouvant** fut le Hoponopono. **On travaille sur soi pour changer le client.**

En le pratiquant il y a quelques années et ayant eu la chance d'être parti à Hawaï je me suis vraiment aperçu qu'**une réponse pouvait être là.**

Avec le Point Cosmos et le Contact Connexion (Chapitre suivant), j'ai pris le parti d'expliquer ce qui se passe au travers du principe **de l'intérieur qui se dirige vers l'extérieur**.

Non pas comme les guérisseurs traditionnels qui utilisent LEURS énergies propres pour apaiser leurs clients.

Mais plutôt que **la connexion à l'Univers** ne passe pas, comme dans les styles type Reiki, d'**une source extérieure**, mais plutôt de **notre Univers intérieur** qui représente un microcosme avec les caractéristiques de macrocosme qu'est l'"Univers.

Nous ne sommes plus dans la réception d'une force, mais nous sommes à la fois **l'émetteur et le réceptacle** de l'énergie.

Comme **nous ne cherchons pas à projeter** ou à intégrer les énergies, nous évitons de recevoir ou de nous fatiguer. Cependant, quoi qu'il en soit en théorie **une intention utilise une force intérieure,** donc implique un peu de fatigue.

La **protection** de l'opérateur est **possible avec un centrage sur votre Point Cosmos.**

L'explication n'a rien d'énergétique. **La transe dans laquelle vous entrez** va vous centrer vers cet état positif que vous vivez.

Cette transe vous permet d'être **plus à l'écoute de vous- mêmes,** de vos besoins, de vos instincts, elle vous offre **une capacité à éviter** les personnes négatives ou à **ne pas prendre personnellement** les choses qui peuvent être exprimées.

A ce moment-là, vous cherchez du bon, du juste, et il y a peu de chance que les points négatifs soient alors mis en relief.

Il est important que vous reteniez que **le cœur des Points Cosmos est la transe** qu'elle vous propose. De cette transe vous ouvrez les possibles et la seule limite reste vos croyances.

J - Quelques pistes

En plus de ce que je vous propose comme techniques simples de partage énergétique, il y a des choses assez intéressantes que vous pouvez faire avec le Point Cosmos.

Il est possible d'**apprendre des choses plus rapidement** voire même comprendre instinctivement le fonctionnement, d'un instrument, d'un outil ou d'une pratique et de parvenir à assimiler plus facilement les choses.

Comme si nous étions en train de nous connecter à une **source de l'univers** (Supra Conscient) qui nous permet de nous souvenir que nous savons depuis toujours et qu'il suffisait d'ouvrir la bonne porte pour retrouver la façon de fonctionner.

C'est d'ailleurs pour cette raison que j'ai nommé ces points, les Points Cosmos, ce lien avec **notre énergie intérieure qui enferme l'énergie de l'Univers.**

Grâce à ce centrage, j'ai eu des patients qui ont repris confiance en un instant, fait disparaître une phobie, une peur, une angoisse, une pensée. Un enfant parvenir à lire plus facilement et avec fluidité le temps de se centrer.

Les portes des **possibles restent ouvertes à vos idées**. Il suffit de garder en tête le fonctionnement du point pour obtenir des résultats exceptionnels.

Chapitre 4 : Le Contact Connexion Touching

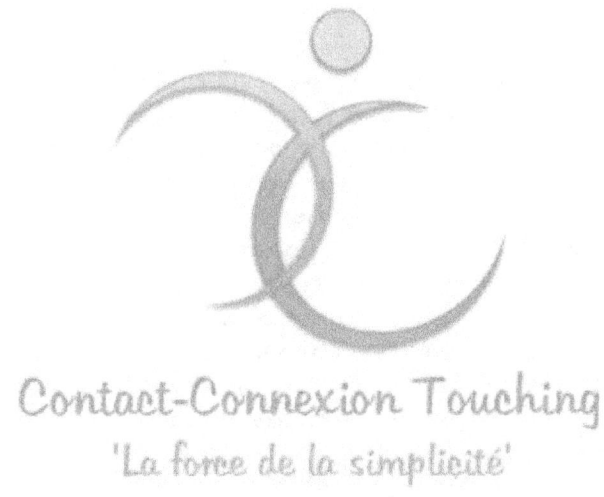

Contact-Connexion Touching
'La force de la simplicité'

Depuis que je fais de l'énergétique, le Contact Connexion est le système le plus simple que j'ai pu travailler. Il l'est encore plus que les Points Cosmos.

Je ne peux pas, pour le moment, vous donner des explications rationnelles, je vais y travailler et je vous indiquerais mes avancées dans mes autres ouvrages.

J'ai trouvé cette méthode suite aux travaux sur les points cosmos. En observant ce que ces points pouvaient permettre dans les Arts Martiaux, je me suis rappelé d'un concept que j'enseignais à mes élèves en Mix Martial Arts et en Jiu-jitsu Brésilien, un art de préhension assez proche du Judo.

J'expliquais qu'il suffisait de toucher (connecter) une partie de son corps avec la partie qui faisait l'effort, pour que **l'effort diminue et la résistance se démultiplie**.

Comme j'avais fait de multiples tests physiques avec les Points Cosmos, comme la résistance aux coups, la possibilité de multiplier l'impact des percussions, et autres, j'ai fait un lien entre cette connexion et les points cosmos.

J'ai recommencé mes expérimentations avec un principe simple : quand je fais un mouvement, **je garde toujours une main en contact avec mon corps.**

Les **résultats furent quasiment similaires**. Un peu moins probants sur certains aspects, néanmoins je retrouvais une bonne partie des résultats précédemment obtenus

A partir de là, je me suis demandé s'il était possible que **ce qui permet d'impacter, puisse apaiser, calmer et aider** les autres. Je me suis donc mis à tester cette connexion sur tout le monde.

Comme je fais mes séances en hypnose en touchant toujours mes clients au niveau de l'épaule, j'ai pu constater qu'**ils passaient plus rapidement dans des transes profondes.**

En serrant la main *'connecté'*, j'observais en un instant que *la respiration et les tensions de la personne se calmaient.*

Plus je multipliais les expériences et plus je constatais que très rapidement **les personnes s'apaisaient,** que leurs douleurs se retiraient ou en tout cas diminuaient, que les stress disparaissaient. *Ils entraient tous dans des transes,* proches du niveau somnambulique.

D'ailleurs, lorsque je l'ai proposé la première fois à des personnes qui connaissaient bien leurs transes, elles m'ont confirmé que les sensations étaient **quasiment similaires à celles d'une mise en transe.**

J'ai repris les mêmes principes que pour le point cosmos. Au départ je ne faisais qu'**un toucher connecté à une partie de moi,** puis j'ai commencé à mettre de l'intention.

Je vous propose de faire un exercice. C'est très simple, la seule contrainte est de **prendre une personne réceptive**, c'est-à-dire qui est capable de bien ressentir les changements dans son corps.

Si vous n'avez personne et que vous avez un chat ou un chien, vous pouvez faire l'essai dessus. Sur les animaux c'est assez extraordinaire de voir comment ils réagissent.

- Demandez à votre partenaire comment il se sent sur une échelle de 1-10
- Mettez votre main sur son épaule, restez quelques instants comme cela
- Demandez à votre partenaire comment il se sent sur une échelle de 1-10
- Connectez votre main au niveau de votre cœur, tout en gardant la main sur l'épaule
- Laissez quelques minutes et observez comment votre partenaire respire, les tensions de son corps.

-Demandez à votre partenaire comme il se sent sur une échelle de 1-10

Vous constaterez s'il a les yeux ouverts que son regard s'est fixé, c'est normal **il est rentré dans une transe de réceptivité** au travers *d'un focus interne.*

Observez ce qui a changé et interrogez-le.

S'il a les yeux fermés, vous verrez qu'il aura sûrement les yeux dans le vague. C'est également une transe qui s'est mise en place.

Avec cette simple façon de faire, vous êtes capables d'avoir des résultats équivalents à de nombreux systèmes énergétiques. Certains se diront, c'est juste cela ?

C'est exactement cela, seulement nous pouvons encore amplifier cette technique.

Comme avec le Point Cosmos, vous allez **y ajouter une Intention**. Comme je trouvais que c'était trop 'impalpable' de savoir si l'apaisement ou le bien être augmentait ou pas, je suis retourné sur mes expériences physiques.

Certes, la façon de faire **est assez étrange** mais les résultats ont été probants. Si vous connaissez un peu l'énergétique, vous savez que l'on parle facilement de l'intention.

En effet, il est dit qu'une **intention peut facilement passer le temps, l'espace.** Vous avez peut-être déjà lu l'expérience de la prière.

Si l'on prend deux groupes avec les mêmes maux, que l'un d'eux à le soutien (sans le savoir) d'un groupe de prière et l'autre pas, il y a une nette amélioration du groupe soutenu. **C'est le pouvoir de l'intention.**

Tout cela est très intéressant sur le papier, mais **comment le vérifier.** J'ai donc repris le test des frappes.

- Frappe de poing sur une partie du corps du partenaire sans connexion / Sans Intention

- *Frappe 'connectée'* avec des retours similaires à ceux avec les Points Cosmos

- *Frappe 'connectée'* et intention

1) Intention de Colère : La frappe est douloureuse mais ne se diffuse pas

2) Intention de Haine : La frappe est très précise, comme si l'impact ne restait qu'à un endroit.

3) Intention d'amour : La frappe se diffuse comme un 'blast'

Après avoir testé à plusieurs reprises et même en boxant, sans que mes partenaires ne le sachent, j'ai vu des changements.

Je fais toujours attention à l'entraînement de ne pas chercher le KO, pour ne pas créer de traumatisme. Or, avec **une connexion et une intention d'amour**, j'ai, sans le vouloir, mis hors de combat deux partenaires en 2 semaines. Et les deux m'ont fait la même description, le coup c'est 'propagé' dans le corps.

La notion d'amour, telle que nous la propose les livres, que ce soit spirituel ou de développement personnel, est exprimée comme étant u**ne force infinie, une force qui se propage**.

Aussi étrange que cela puisse paraître, *frapper avec 'amour' est plus fort que frapper avec la haine.*

Étonnant constat 'physique'.

Quoi qu'il en soit, j'ai testé d'autres mots, d'autres intentions et **le mot amour reste celui qui 'propage' le plus**. J'ai même tenté avec le mot en Anglais, Espagnol et Allemand, on obtient les mêmes feed back. Il y a aussi le mot **Dieu** qui offre des effets puissants.

Je n'ai pas utilisé tous les mots du dictionnaire, les tests restent éprouvants pour le corps (nous ne sommes définitivement pas faits pour nous taper dessus, mais plutôt pour nou**s prendre dans les bras avec amour**).

Voici donc la procédure que j'ai mise en place pour le Contact Connexion.

- Mettez votre main sur votre cœur (ou n'importe quelle autre partie du corps)
- Entrez en contact avec votre partenaire
- Pensez ou répétez-vous simplement le mot 'Amour'.

Voilà, vous maîtrisez complètement ce système.

Vous allez pouvoir faire du magnétisme sur à peu près toutes les douleurs, les blessures physiques ou morales.

J'aime beaucoup cette technique que **je souhaite vraiment diffuser**. J'ai mis toute l'explication en ligne sur ma chaîne youtube, je l'ai partagée avec un maximum de personnes.

J'estime que cette méthode, d'une simplicité extraordinaire, *offre à n'importe qui la possibilité d'apporter facilement du mieux être aux autres.* Et par conséquent, il n'y a pas de formation ou d'argent à dépenser pour la pratiquer.

Si après avoir testé cette méthode, vous trouvez les résultats probants, que vous êtes satisfaits par cette technique, je vous demande une seule chose, **partagez-là gratuitement avec** tous ceux qui pourraient être intéressés.

Pour m'être formé à de nombreux courants, j'ai vraiment trouvé que certains systèmes ne valaient pas le prix déboursé.

Il y a peut-être parmi vous certains qui pensent que le **magnétisme est un don**. Qu'il est transmis de génération en génération.

J'ai souvent eu des contacts avec des personnes qui me disaient qu'on leurs avait dit qu'ils avaient le don de guérison. Bonne nouvelle, **nous en sommes tous titulaires.**

Cette croyance que j'ai, m'a même empêché d'entrer dans le Groupement National des Magnétiseurs, le GNOMA, qui regroupe les 'vrais' magnétiseurs. Pour faire court, j'ai eu la chance de faire trois rencontres qui se sont très bien passées, échanges pendant lesquelles je devais montrer mon magnétisme.

A la dernière d'entre elle, l'homme qui m'a évalué, ne remettait pas en question mes compétences, seulement pendant le petit échange post séance, cela lui a déplu que je lui explique que **le magnétisme n'est pas un don**, que nous en sommes tous pourvus, et qu'il suffit de travailler dessus pour pouvoir aider.

Comme je ne lui parlais pas de ma 'lignée', je suis devenu personnae non grata. J'avoue que j'ai été déçu, je pensais vraiment que j'aurai pu faire de belles rencontres dans ce groupement.

Faites faire le **Contact Connexion à vos enfants**, j'ai eu le retour d'une mère qui a enseigné à sa fille de huit ans cette méthode.

Cette mère, un peu ballonnée, en a fait part à sa fille, celle-ci lui a fait immédiatement ce qu'on lui avait enseigné et a calmé la gêne de sa mère.

Comme avec les Points Cosmos, vous remarquerez que **les partenaires entrent dans des transes**, très rapidement. Il arrive souvent qu'ils vivent des choses qui vont les **perturber, des flashs, des émotions.**

C'est normal, souvenez-vous que c'est la possibilité d'un dialogue. Le subconscient peut offrir des informations **incomprises rationnellement** par le conscient et qui **s'exprimeront par le corps.**

Le Contact Connexion sur Soi

Nous pouvons **travailler sur nous-mêmes** avec le Contact Connexion. En effet, s'il y a une chose que j'ai apprécié dans le Reiki, c'est ce premier degré qui propose aux apprenants de travailler un certain temps sur eux-mêmes **avant de travailler sur autrui.**

C'est **une opportunité** de pouvoir travailler sur soi quand nous avons des douleurs, des angoisses ou autres.

Vous savez déjà le faire avec le Points Cosmos. Avec le Contact Connexion c'est encore plus simple.

Après un certain nombre de 'recherches' pour optimiser **la méthode en auto-soin**, j'ai trouvé différentes techniques.

Je vous conseille de les expérimenter et de les modifier à votre convenance.

1) Une main sur son cœur, l'autre sur sa douleur.

C'est un classique dans toutes les écoles de magnétisme. Nous pouvons mettre **notre main, là où se trouve la gêne.** C'est un moyen d'apprendre à *'écouter nos mains'.*

Je vous conseille donc de poser une des mains à l'endroit de votre douleur, si c'est inaccessible, faites sur l'autre versant.

Exemple : mal au dos, mettez votre main sur votre torse.

La main **est mieux à plat,** maintenant, si seulement un doigt reste en contact c'est parfait, **ne vous enfermez pas dans des formes.**

Il faut simplement garder en tête que *vous vous connectez.*

L'autre main reste du côté du cœur. Quand je dis cœur, c'est pour garder **la symbolique d'amour, le 'mantra' que vous répéterez.**

Je parle bien de symbole, donc pas d'obligation.

Reprenons :

- Une main sur le Cœur
- Une main sur la gêne

A cela il vous suffira d'**ajouter l'intention que vous souhaitez.** Je vous conseille de nouveau Amour, mais trouvez ce qui est le plus adapté pour vous.

<u>Le Temps :</u>

Inutile de rester un temps défini, si votre douleur disparaît rapidement, arrêtez. Si vous ne voyez pas de changement, pas de soucis, arrêtez aussi et reprenez plus tard. **5 minutes** est une durée raisonnable. Bien sur, vous pouvez faire plus.

<u>Que se passe t-il ? :</u>

Vous entrez dans une transe, **une transe de guérison,** ou en tout cas de mieux être. **Cette transe est ouverte** à recevoir des suggestions, en l'occurrence **le mot Amour.**
De plus, vous vous offrez **un contact avec votre être.** Le contact n'est pas valorisé dans nos sociétés. Nous avons peur de tenir, de caresser, de masser.
Se donner à soi-même un contact, une attention semble rare, l'auto-soin est un bon moyen pour se donner ce petit bonheur.
De plus, **nous dégageons une énergie**, nous mettons donc en lien notre transe à cette intention et ce contact. *Nous ouvrons la possibilité d'intégrer,* de l'amour, du bonheur, du bien être à la place des maux du corps.
Nous remplaçons les maux par un mot, puis une vibration.

2) La Main Prière

En réfléchissant sur les différentes façons de se connecter, je suis passé par ma **phase de mudras.** Un mudra est une posture que nous prenons avec nos mains pour faire circuler en nous des choses, comme par exemple, libérer notre respiration, calmer des stress... C'est une technique que les Yogis utilisent depuis la nuit des temps.
Je me disais que **le contact entre le pouce et l'index** par exemple, était une possibilité de nous faire entrer dans une transe.
Pour l'avoir beaucoup fait en Pranayama Yoga, j'entrais de suite dans des états différents quand je prenais différentes postures avec mes mains et mes doigts.
Après quelques expériences, j'ai constaté que le toucher *n'était pas assez franc*. Comme si j'étais trop dissocié, alors que cette technique doit nous permettre de nous connecter.

J'ai donc étudié une autre voie, celle **des paumes contre paumes** que nous connaissons dans la prière et que les Japonais nomment Gasho.

Suite à une douleur au milieu du dos, j'ai mis en place le Contact Connexion avec le principe de 'prière'.

J'ai **connecté mes mains avec une intention d'amour** et en quelques minutes ma douleur au dos se résorba.

Il est possible également qu'en priant et méditant beaucoup dans cette posture, la transe a été ancrée à cette position et qu'automatiquement *je laisse de 'bonnes choses' prendre place.*

Cela ouvre une piste de réflexion au sujet des personnes qui guérissent par la foi et la prière. Nous *connectons deux parties de nous même symboliquement le coté yin (gauche) avec le côté yang.*

Il y a donc **un contact connexion spontané** avec, en plus, **la foi qui est le levier le plus puissant qui existe pour notre esprit.**

Cette combinaison de facteurs offre des changements vraiment significatifs dans le corps et l'esprit.

Cette méthode est vraiment **efficace et très discrète** à l'inverse des autres, en effet, il est facile de rassembler ses mains. Aucune obligation de mettre les doigts vers le haut. **Le principe de paume contre paume est parfait.**

Mettez-y l'intention et écoutez simplement votre être intérieur.

3) Sommet du Crâne

Cette méthode m'est venue en Auto Hypnose. J'étais dans une transe vraiment profonde et j'ai demandé à mon subconscient, dans quelle partie de ma tête se trouvait cet état.

J'ai senti d'un coup, **le sommet du crâne 'vibrer'.** Ce n'est pas le Chakra Coronal mais juste un peu plus bas.

En revenant de ma transe, je me suis dis que j'allais tester de nouveau sur moi. Et en posant seulement mes mains sur ma tête, je repartais très rapidement dans le même état.

Comme je me sais conditionné à partir sur des transes facilement, j'ai commencé à tester sur des clients en séance.

Et il s'avéra que pour un grand nombre d'entre eux, le fait de toucher cette partie de la tête, **facilitait la transe ouverte.**

Pour l'utilisation du Contact Connexion, il vous suffit de **mettre les mains sur la tête et d'orienter votre intention,** vers vous ou vers la gêne. Très simple à faire même en réunion.

4) Conclusion des travaux en Auto Soin

Les travaux en Auto Soin ne remplacent pas les médecins et les médicaments. Cela permet une *régulation de sa propre énergie.* Avec une énergie plus fluide, les Chinois et les Indiens nous enseignent que nous évitons de cumuler des excès et des manques. *Plus nous trouvons notre équilibre, moins nous sommes malades.*
Il y a même plus intéressant, *ce n'est pas que nous ne sommes pas malades, c'est plutôt que nous ne le sommes que très peu.*
Ce concept, je l'ai découvert adolescent au travers d'un système qui se nomme le Seitai. Ils expliquent en substance que **ne jamais être malade n'est pas une bonne chose** comme souhaite nous le montrer notre société occidentale.
En effet, si le corps vit des symptômes, c'est que d'une certaine façon il libère des choses.
C'est **une forme d'expression de notre subconscient**, ce que l'on nomme la *somatisation.*
Vous savez que notre subconscient tente de dialoguer avec notre conscient, sauf que nous possédons un facteur critique qui empêche de pleinement comprendre ou accepter les messages.
Le corps est une étape supplémentaire, pour nous faire 'prendre conscience' que **quelque chose demande notre attention.**
A moins que nous soyons parfaitement bien dans notre communication, il arrive que nous somatisions, parfois des choses simples, parfois des maladies plus complexes.
Pour revenir au Seitai, ils estiment que la maladie **ne doit pas être prise comme un mal mais plutôt comme l'expression d'une problématique** (nous gardons le même principe en CrossTherapy).
Le but est de **s'écouter suffisamment justement pour que le symptôme puisse vivre son cycle rapidement.** En somme, que nous ayons notre grippe, ou notre rhume, le temps d'une soirée ou d'une journée.
Ils vont plus loin encore en expliquant l'idée que cette expression du corps, et par extension je dirai du subconscient, **est une nécessité,** parce que **nous devenons plus 'sensibles' à nos mots de l'esprit et donc à nos maux.**
Il est vrai que très souvent des personnes qui n'ont jamais été malades, lorsqu'elles déclenchent une maladie, développent de gros symptômes, comme un cancer ou autre.

Le Seitai et la CrossTherapy expriment l'idée que le malade n' pas été capable d'écouter les petits signaux. Alors *le seul signal 'compris' a pris de grosses proportions.*

Nous ne sommes pas forts parce que nous sommes sourds à nous-mêmes, nous sommes forts parce que nous sommes sensibles à notre personne.

En travaillant, nos auto-soins, **nous régulons** et même si nous tombons malades, **nous parvenons à réduire la durée** de la maladie, nous sommes plus aptes à modifier les choses qui ne vont pas, pour arriver à une conclusion rapide et positive.

A force de **répéter les transes de guérison**, nous sommes plus en contact avec nous-mêmes et nous les ancrons dans notre vie, ce qui nous permet d'**insérer des suggestions fortes pour le subconscient et le corps.**

Plus nous travaillons nos transes et donc notre Contact Connexion, plus **nous ouvrons des possibilités sur le long terme** d'être dans une meilleure harmonie avec nous-mêmes.

Chapitre 5 : Point Cosmos et Contact Connexion

Vous avez pu voir deux façons très simples de proposer du magnétisme à des partenaires.

Le Point Cosmos vous permet **de vous centrer vers vous** et de transmettre une intention.

Le Contact Connexion Touching fonctionne sur notre **capacité à nous connecter à nous-mêmes et à entrer en contact avec notre partenaire.**

Vous imaginez donc qu'il est bien sur **possible de lier les deux.**

Tout reste très simple, nous allons combiner notre centrage, notre connexion et créer le contact avec une intention vers notre partenaire.

C'est pour le moment le chemin le plus abouti que j'ai développé.
Il offre des opportunités assez extraordinaires dans l'aide énergétique aux autres.

- Centrez-vous sur votre point Cosmos
- Connectez-vous sur une partie de votre corps
- Contactez votre Partenaire

Vous maîtrisez maintenant cette façon de faire.

Sur quoi pouvons-nous utiliser ce système ?

On peut vraiment utiliser ces deux systèmes sur tout. Pensez simplement que **chacun vit les choses à sa façon**. Même si cela peut être difficile à accepter, chacun à son rythme, chacun vit à sa manière les différentes thérapies, qu'elles soient manuelles, psychologiques ou énergétiques.

Nous ne sommes pas les autres, nous ne pouvons pas estimer à leur place ce qui est bon ou pas pour eux. De même, nous ne pouvons pas aller plus vite qu'ils ne le désirent. **Nous sommes des soutiens** et nous ne sommes en rien des 'guérisseurs' à proprement parlé.

Le seul guérisseur qui existe est le partenaire malade, qui va mettre en route **sa propre capacité de guérir**, sa propre force pour parvenir à rétablir sa santé. Ce potentiel, tous les êtres humains l'ont, il est important de garder cette idée en tête, *vous ne faites rien d'autre que de le soutenir dans sa démarche.*

En CT Energetics, il est indispensable de **rester à sa juste place,** si vous êtes déjà thérapeute vous le savez déjà.

En revanche, si vous entrez dans l'aide à la personne il est important de garder cet aspect en tête.

Je trouve que la philosophie de l'énergétique est **une bonne école d'humilité**. Et très souvent les personnes ayant beaucoup pratiqué dans ces différents systèmes, développent du lâcher prise sur le résultat.

Apprendre pendant des années que **nous ne sommes que des réceptacles d'une énergie** que nous proposons à autrui, nous place dans un rôle très neutre.

C'est moins le cas pour *un praticien en recherche de la 'faille'* dans le système du partenaire, qui l'orientera vers une prise de conscience salvatrice. *La position basse est souvent plus difficile à développer avec cette forme de discipline.*

Cette **sagesse de l'énergétique** est un élément clef de la CrossTherapy. Elle nous offre notre juste place de pratiquant, d'aidant, de soutien et pas celle d'**un tout puissant** technicien d'une discipline.

En gardant cette philosophie vous pouvez vraiment ouvrir le champ d'application des principes énergétiques.

Je vais vous proposer **un listing non exhaustif** des différents maux auxquels vous pouvez apporter un coup de pouce.

Certains concernent des maladies lourdes, je précise bien, qu'il ne s'agit **pas de les guérir**, simplement apaiser les douleurs, parfois quelques heures ou quelques jours :

- Maladies de Peau
- Brûlures
- Démangeaisons
- Problèmes de Dos
- Douleurs diverses
- Sommeil
- Poids
- Cigarettes
- Cancer
- Sclérose en Plaque
- Anxiété
- Stress
- Dépression

...

Au départ de ma pratique en énergétique, j'ai vraiment pratiqué sur tout le monde, qu'importait la problématique, que ce soit physique ou psychologique.

J'ai découvert des choses surprenantes. Gardez à l'esprit que s'*il n'y a pas d'effets positifs qui se produisent... il ne peut pas y en avoir de négatifs.*

Chapitre 6 : Le Travail à Distance

S'il y a bien un élément qu'il est difficile d'admettre dans notre mode de vie actuel, c'est la notion de **transfert d'énergie à distance.**

L'idée d'entrer dans des transes quand nous recevons une séance d'énergétique est de plus en plus acceptable.

De même, on peut admettre que le partenaire **entre par focalisation interne en transe,** déclenchant une forme d'auto suggestion de mieux être.

Autant l'idée que, sans le moindre contact, une personne puisse travailler sur autrui, avec des résultats psychiques ou physiques, semblent complètement improbables.

Je vous comprends complètement et je ne vais pas vous faire changer d'avis. Je vais simplement vous exposer différentes choses.

Dans un premier temps voici comment j'ai commencé à expérimenter cette idée.

Très franchement **je n'y croyais pas le moins du monde.** En gardant l'idée que **l'énergie et l'intention n'ont ni limite ni contrainte,** j'ai envoyé de l'énergie à des personnes que je savais mal.

Sans demander, sans qu'ils ne le sachent, je faisais en sorte d'imaginer que mon énergie passait jusqu'à eux. Mes mains dans le vide, **en 'percevant' mon partenaire sous mes mains.**

Si je l'explique avec un phénomène de transe, tout peut sembler clair :

- Un focus interne
- Ouvrir la Capacité de **Faire Comme Si,** ce qui me mettait dans une transe.
- En Transe je me connecte à ce que certains nomment le SupraConscient (aussi connu sous le nom Champ Morphogénétique)
- On y 'diffuse' une intention comme une suggestion.

L'intention peut être **une facette de cette énergie** de vie que nous traitons dans les styles énergétiques.

Les effets de ces séances à l'aveugle furent intéressants, par contre, automatiquement **elles construisent un doute**, celui de savoir si ce travail influence réellement le mieux-être.

La seconde façon a été de compléter la séance de mes clients, avec une session à distance. Avec le même processus que précédemment.

Avec les années, la découverte de concepts comme le Hoponopono et une plus grande compréhension de l'effet miroir, j'ai vraiment adhéré à quelques concepts.

Notamment celui qui développe l'idée que **les personnes malades sont une partie de nous.** Notre but étant de 'nettoyer' ce mal en nous-mêmes.

Je suis passé **d'un processus assez ritualisé** pour entrer dans ma transe, à une capacité de connexion rapide vers **ma transe ouverte de magnétisme.**

Je complétais donc mes séances durant tous mes moments libres, c'est-à-dire en marchant, en regardant un film, avec des amis. Voici le process que j'utilise encore :

- Me centrer sur la personne. Au départ je gardais l'image, puis petit à petit juste un mot la représentant suffisait.
- Penser à son problème
- Me répéter simplement une forme de mantra du type ' J'accueille et je nettoie cette maladie en moi'.

Grâce à cela, j'ai pu faire ce que j'appelle un 'double impact'.

Je **travaille sur l'autre tout en travaillant sur moi.** On entre dans **un équilibre du don à l'autre et du don pour soi.**

Pendant une période, certains amis et clients m'envoyaient des SMS quand une douleur les prenait. Je mettais en place le process précédent.

Après quelques minutes ou heures il m'arrivait d'avoir des retours positifs.

Là encore tout peut s'expliquer avec la transe dans laquelle je me plongeais et l'**effet de résonance du moi vers les autres.**

Prenons un exemple simple si vous vous sentez bien et que votre entourage manque d'énergie, il est facile d'insuffler votre dynamique au groupe.

C'est ce que je nomme **effet de résonance**, votre bien être, votre vitalité et votre attitude positive boostent les personnes qui vous côtoient.

Vous pouvez faire le test, c'est facilement vérifiable.

Avec le Mantra du système Hoponopono, vous pouvez obtenir d'excellents résultats.

Je vous le rappelle : **'Je suis désolé, Pardon, Merci, Je t'aime'.**

Gardez en tête cette phrase ou en tout cas ce concept, nous allons y revenir.

Outre le principe de transe et de résonance, Il y a aussi la posture particulière du receveur : l'**attente** et la **focalisation interne**. Je vous rappelle que ces deux éléments permettent une transe.

Nous pourrions définir le processus comme suit :

- Demande pour recevoir de l'énergétique
- **Focus interne fort sur les sensations** dans le corps
- **Attente de changements.** Cette phase ouvre encore plus la transe et les potentiels possibles.
- **Auto Suggestions** possibles sur l'envie de se sentir mieux et de ressentir quelque chose.

La plupart des sessions à distance vont réunir ces différents éléments.

1) Praticien en **Transe** et dans une **posture d'Intention**
2) Partenaire en **Transe** et dans une **posture d'attente du changement.**

Outre la transe, l'intention offre une possibilité de transmettre des éléments positifs, voire **palpables par le receveur.**

Comment le CT Energetics fonctionne sur les sessions à distance ?

Nous avons étudié deux outils possibles : Les Points Cosmos et le Contact Connexion Touching.

Nous avons validé la capacité de l'opérateur de ces techniques à entrer dans des transes. Maintenant nous allons rester dans une démarche la plus simple possible.

A mes yeux un système doit pouvoir être simple, pour permettre au plus grand nombre de découvrir puis de maîtriser la méthode.

Prenons une première façon de faire, celle avec le Point Cosmos. Vous allez de nouveau pouvoir travailler avec le **Centrage Avancé**.

Point Cosmos et Travail à Distance

Technique 1 :

1) Centrez-vous sur votre Point Cosmos
2) Entrez en contact avec votre Transe Harmonie
3) Envoyez la pensée de la personne vers votre Point Cosmos. Vous faites comme si vous pensiez avec votre point cosmos.
4) Mettez son image dans le même d'état harmonieux que celle que vous vivez
5) Une fois que vous êtes pleinement apaisé et que l'image que vous avez est plus 'saine', arrêtez.

Cela vous prendra **environ 3 minutes.**

Le point clef est vraiment de *fixer votre pensée sur le point et d'imaginer la personne de mieux en mieux.*

Cela permet de **rester sur vous-même** et l'état qui est le plus **positif pour vous.** A aucun moment vous n'êtes en train de *'sortir' de vous, ni recevoir de l'extérieur une quelconque force,* vous prenez attention à vous et donc à la personne en demande.

Technique 2 :

1) Centrez-vous sur votre Point Cosmos
2) Entrez en contact avec votre Transe Harmonie
3) Cherchez dans votre Point Cosmos, la partie de vous qui souffre comme votre partenaire
4) Accueillez dans un premier temps l'état
5) Puis accueillez votre aptitude à être en parfaite santé

Nous sommes dans **la notion d'accueil de toutes les choses de la vie.**

Cela ne signifie pas que nous sommes d'accord et que nous acceptons les maux et la maladie, **nous accueillons son existence.** *Nous acceptons donc en nous que l'autre (notre partenaire) soit une partie de nous-mêmes.*

Une fois cette étape faite, n**ous accueillons notre propre capacité à être en pleine santé** et plein d'énergie, donc que notre partenaire qui est une part de nous, le fait également.

C'est une technique qui, sur le papier, semble plus complexe, mais dans la pratique ce n'est pas le cas. Au contraire **c'est vraiment très simple.** En quelques minutes, nous pouvons avoir des effets marquants.

Vous constatez que dans les deux techniques de base, nous restons **très liés à nous-mêmes.**

Surtout un des éléments importants est de ne surtout **pas se perdre dans l'autre ou tout élément extérieur.**

Vous remarquerez, si vous êtes adeptes des techniques de magnétisme à distance, que lorsque vous êtes en train d'utiliser le Point Cosmos, il se peut que **vous ne ressentiez rien dans les mains.**

Je me suis aperçu que dans mon cas, autant par le passé j'avais les mains en effervescence quand je faisais du magnétisme en direct ou à distance, autant avec les outils en CT Energetics, je peux avoir **mes mains complètement froides.**

Donc aucune inquiétude à avoir si vous ne vivez pas de phénomènes particuliers comme c'est si souvent développé dans toutes les méthodes que nous étudions.

Je vous propose un ensemble d'outils et de façons de faire, **le plus important est de vous écouter.** Dans les transes, nous sommes capables de choses extraordinaires.

Nous sommes ouverts à nous-mêmes et connectés à l'autre donc *notre spontanéité, sans forme sera la meilleure des professeurs.*

Passons maintenant au **Contact Connexion.**

Contact Connexion et Travail à distance

La Contact Connexion, à mes yeux, demande moins de travail que le Point Cosmos. Il suffit de toucher une partie de son être.

Pour le travail à distance, il est simple de se connecter à soi-même, pour le contact c'est plus délicat sachant que nous n'avons pas de partenaire en face de nous.

Il y a donc deux façons de faire. La première étant plutôt ancienne école.

- La main reste paume vers le haut ou le bas, comme si vous étiez en train de toucher la personne, soit sur le point douloureux, soit sur l'épaule.

La seconde est de reprendre **la posture des mains prières.** Dans ce cas là, vous imaginez juste que vous écrivez, photographiez ou tenez le demandeur dans le creux de vos mains.

J'imagine **simplement le prénom, comme pour entrer en contact.** C'est une des méthodes utilisées assez fréquemment pour… la voyance à distance. Quand je vous dis que toutes les disciplines empruntent les mêmes chemins.

Il vous suffit donc de prendre une des deux postures et vous pouvez commencer votre travail.

Technique 1 : Basique

- Contactez et connectez-vous à votre demandeur
- Construisez une intention de mieux être pour la personne que vous traitez.
- Le plus important est de rester connecté

Après quelques minutes arrêtez. Il n'y a rien de plus à faire.

Je peux comprendre que ce soit surprenant, et qu'il est difficile d'y croire.

Je vous invite à ne pas y croire et plutôt à expérimenter et constater. Avant d'écrire cette partie du livre, j'ai voulu vérifier avec un certain nombre d'expériences ce que je vous propose.

J'ai donc proposé via le site www.partage-energetique.jimdo.com des petites séances coup de pouce en énergétique.

J'ai été submergé de demandes diverses ce qui a été une belle surprise. J'ai donc pu travailler sur différentes problématiques avec les outils que je vous propose ici.

Cette technique basique a permis à des personnes qui souffraient de maux aussi divers que des problèmes au dos, des migraines récurrentes, des insomnies, de la baisse d'énergie d'aller mieux.

Je précise bien d'**aller mieux,** je considère que nous ne guérissons personne, nous *offrons juste un moyen supplémentaire au corps de retrouver son bien-être.*

Il y a une seconde méthode qui reprend le même concept d'accueil qu'avec le Point Cosmos, mais avec **davantage de sémantique Hoponopono.**

Technique 2 : Nettoyage de l'être

Etape 1
- – Contactez et connectez-vous à votre demandeur
- – Commencez à chercher en vous la partie qui pose un problème. Par exemple le client a des migraines, fixez votre attention sur votre tête
- – Répéter un 1er mantra du type :
  - – Je me demande pardon pour les maux que je me donne à la tête
  - – Je m'autorise le pardon de me blesser la tête
  - – Je me demande pardon du mal qui résonne dans mon crâne

Cette première partie peut durer **2 ou 3 minutes,** vous devez réellement vous connecter avec cette demande.

Ce n'est pas seulement la notion : 'je suis désolé'. Pour avoir testé de nombreuses façons différentes ce mantra, il s'avère que **nous sommes tout le temps désolé dans notre société,** conclusion : même **notre subconscient n'y met plus d'énergie.**

Le temps de **rechercher le pardon** est un moment de centrage important dans notre quête du mieux-être de notre client.

Vous pouvez créer le mantra que vous souhaitez. J'ai souvent un mantra de départ qui au bout de quelques minutes **change** sans que je m'en rende compte 'consciemment'.

Par exemple, je passe de : Je me demande pardon pour la douleur que j'ai, à, Je demande le pardon pour le manque d'attention que je me porte.

Cette transformation est positive, dans le sens ou en Contact Connexion, nous sommes en transe donc en échange direct avec **le subconscient qui nous soutient complètement dans la démarche que nous mettons en place.**

Etape 2

- Répétez un 2e mantra du type :
  - Je me donne le pardon de m'être fait mal à la tête
  - Je m'excuse de ne pas avoir accueilli ce mal
  - Je me pardonne d'avoir pris autant de temps à m'aimer

Ce second mantra correspond au 'Pardonne moi' du Hoponopono. Là encore, il est important de **ne pas répéter sans intention**. Je sais que dans la tradition qui nous est enseignée actuellement il suffit de répéter sans cesse le mantra pour se nettoyer.
Je l'ai fait longtemps au travers d'autres méthodes quand j'ai découvert le grand **Joseph Murphy.** Je passais mon temps à répéter des mantras, pendant des heures, des jours et même des mois.
En travaillant avec l'hypnose, je me suis aperçu que j'aurais pu améliorer les bénéfices de mes mantras, si je les avais davantage **associés à une émotion**.
C'est pour cette raison que je vous propose plutôt **le levier de votre transe,** pour utiliser une émotion et laisser surgir ce que votre subconscient désire vous transmettre au travers de votre travail.

Etape 3

- Répétez les derniers mantras : **Merci et j'accueille l'amour l'inconditionnel**

Apprendre à **être plein de gratitude et d'amour avec soi- même** est une sensation que nous devons ressentir, ne serait-ce que quelques instants.
En effet, il arrive souvent que nous ne soyons pas toujours capables de **nous aimer à notre juste valeur** et nous passions beaucoup de temps à nous dévaloriser.

Nous ouvrir, que **quelques minutes, à du respect et de l'amour** pour nous offre des possibilités extraordinaires.

Pour mettre en place toute cette procédure, vous allez passer **environ 10 à 15 minutes.** C'est un peu plus long que les autres méthodes. Le travail donne de très bons résultats.

Cette façon de voir répond à la croyance que **nous sommes tous liés les uns aux autres.** Cela nous propose aussi une philosophie, *si nous souhaitons changer des choses, nous devons changer ces choses en nous.*

Ces deux techniques peuvent bien sûr, si vous le souhaitez, être **appuyées avec votre centrage en point cosmos.** Il y a des petites variations. A vous de tester.

Pour conclure cet aspect bien particulier de l'énergétique, je souhaite vraiment que vous gardiez en tête que ces techniques sont **un petit plus aux différentes méthodes d'aide que vous allez proposer.**

Elles offrent des résultats, plus ou moins flagrants, en revanche, je vous conseille de **toujours les compléter avec des séances en face à face.**

Même si les receveurs sont en transe et que nous le sommes également, le partage en présence physique est toujours **plus entier, plus sincère, plus vrai.**

C'est un peu comme les dons, nous pouvons donner de l'argent à des personnes qui ont faim, ça ne vaudra jamais l'acte d'aller nous-mêmes à leur rencontre pour offrir un peu plus de notre cœur.

Chapitre 7 : Le ressenti des Clients

Comme dans de nombreuses disciplines quand vous allez proposer de l'énergétique, il y a de forte chance que les partenaires aient **des attentes fortes.**

Comme je l'explique souvent en CrossTherapy ou en Hypnose, *l'attente peut devenir la pire chose pour un changement.*

Elle doit être **présente,** seulement **elle ne doit pas être excessive** et c'est là qu'il y a des choses à voir. En effet, toutes les techniques et encore plus particulièrement les techniques qui semblent un peu magiques **développent des excès.**

La plupart du temps, il y a deux différents types de clients qui viennent voir un 'énergéticien', ou un magnétiseur. Ceux qui sont dans cette dynamique, ils connaissent et ont une bonne image, parce qu'un membre de leur entourage est allé voir un rebouteux ou autres.

Et ceux qui ont tout testés, **ils n'ont plus aucun espoir** en rien et attendent **des miracles** avec ce que le praticien va proposer.

Je vous conseille de **passer un temps pour bien recadrer** les attentes et les croyances.

Vous pouvez leur expliquer que vous allez simplement **travailler avec leurs capacités de guérison.**

Expliquez votre rôle et surtout retirer toute la mystique qu'il peut y avoir sur les magnétiseurs. Je sais que certaines personnes, comme en hypnose d'ailleurs, aiment à garder **une facette de 'pouvoir extraordinaire'.**

C'est à double tranchant, effectivement, durant la transe, le client peut alors **développer une foi en vous ou en votre 'force'.** Ce qui pourra clairement aider au processus de mieux être.

Il peut également être **tellement en attente de vivre une chose hors du commun,** que si ce qu'il ressent ne correspond pas à l'image qu'il s'était fait en lui, même si tout c'est bien passé, *il risque de rester sur sa déception et peut-être même se saboter avec des suggestions négatives.*

En démystifiant, **vous offrez aussi la juste place de votre action.** Vous offrez également la possibilité au client de **se responsabiliser sur la séance.** Il devient donc pleinement partenaire de la session.

Il y a donc des façons de réagir différentes d'une personne à une autre.

Vous n'avez pas, en tant qu'opérateur, à avoir d'attente sur les ressentis de vos partenaires.

Laissez-les vivre à leur manière les choses, ce sera ce qui leur correspond à ce moment-là.

Voici différentes perceptions que vos partenaires peuvent avoir :
- Des picotements
- Du chaud
- Du froid
- Une pression
- La tête qui tourne
- Envie de vomir
- Rire
- Pleurs
- Frissons
- Douleurs qui s'éveillent
- Douleurs qui bougent ailleurs
- Variation de la gêne : Monte puis descend ou inversement
- Hallucinations
- Euphorie
- Complète détente
- Tension
- Changement de rythme cardiaque
- Souffle coupé
- Angoisse
- Oppression
- Peur
- …

Il peut y en avoir d'autres celles-ci restent *'communes'*.

Portez attention aux réactions de vos partenaires. Cet aspect fait partie de votre travail. Je répète toujours que l'énergétique ne peut pas faire de mal. C'est une réalité qui s'avère vraie mais pas forcément comme nous pourrions l'imaginer.

En effet, il y a quelques années quand j'ai étudié dans certaines écoles, je pensais que **mes séances se feraient en douceur.**

Je prévenais tout de même que, pendant **un cycle de 21 jours,** il pouvait y avoir des mouvements. C'est d'ailleurs un conseil que je vous donne, expliquez que **pendant trois semaines, il se peut que ça bouge** dans la vie de votre partenaire.

Seulement, je ne m'attendais pas à ce que même en séance **il se passe tant de choses.** En effet, que vous utilisiez les styles que vous connaissez déjà ou les outils du CT Energetics, vous découvrirez que pendant des séances il y a du mouvement.

Il arrive souvent qu'une personne qui vient pour une douleur voit **sa douleur exploser pendant quelques minutes durant la session.**

Encore une fois je vous rappelle de **faire noter** de 1 à 10 la douleur pour pouvoir suivre la perception du partenaire.

Quand une personne a une douleur persistante de 5 et qu'au bout de quelques minutes d'énergétique cette douleur **explose à 10** et se déplace, **restez calme** et continuez ce que vous êtes en train de faire.

Vos sessions peuvent durer **jusqu'à 45 minutes.** Encore qu'avec l'expérience, j'estime que **le temps n'est en aucun cas un gage de qualité.**

Il s'avère que l'énergie et le subconscient prennent toutes **les informations et les changements dans l'instant.** Une pensée est immédiate, une suggestion est directement comprise sans le moindre effort par votre cerveau. Donc les *retours eux aussi sont immédiats.*

Prenons un exemple simple : Pensez au goût du pain d'épices. Certains vont sourire parce qu'ils aiment, d'autres vont être dégoûtés, et certains vont même retourner sur un souvenir.

Cette idée a fait tout son chemin en une demi seconde, et votre subconscient, **dans l'instant, vous à offert un retour** : une émotion, un goût, un souvenir ou autre.

C'est la même chose pendant des sessions, c'est pour cette raison que parfois en 3 minutes, votre partenaire pourra ne plus rien sentir de sa douleur et cela définitivement.

Donc si ce n'est pas le cas et que des douleurs se développent, ou des peurs, ou des angoisses, continuez simplement votre travail **jusqu'à l'apaisement.**

Souvenez-vous, les travaux en énergétique, tels que je les conçois, ouvrent des transes. Je le rappelle encore, c'est donc une communication entre le conscient et le subconscient et cela sans barrière.

Quand vous transférez votre intention/énergie, vous laissez la possibilité à votre partenaire de laisser pleinement s'exprimer son subconscient et son corps.

Or ces derniers ont pendant des années **retenu leurs 'paroles', leurs mots et leurs maux**. Comme c'est l'occasion de se laisser aller, les expressions peuvent être un peu secouantes.

C'est pour cette raison aussi qu'il faut **un certain temps d'assimilation, plus profond, pendant les 21 jours**. Les schémas qui se sont déstructurés et transformés, doivent **trouver leur nouvelle place** dans le corps et l'esprit de l'opérateur puis se stabiliser.

Prévenez toujours en amont du fait que des séances peuvent être mouvementées et perturbantes. Quand j'étais dans ma phase de tests, que je doutais énormément du magnétisme, j'ai multiplié les façons de faire.

A l'époque, je voulais vraiment découvrir si l'énergétique avait une efficacité à part entière, sans trop d'intervention de la psyché. J'avoue que maintenant j'estime que l'intervention **des deux est nécessaire**.

J'ai eu une période pendant laquelle, je recevais mes clients et, comme **les psychologues orthodoxes,** je ne disais pas un mot, ni même le client. Il venait, s'asseyait, je faisais ma séance, il payait et partait.

Ce n'était pas vraiment très chaleureux comme contexte. Certes, seulement cela m'a permis d'avoir des retours, pour savoir deux choses, *est-ce que sans connaître le mal on peut aider ? Est-ce que le client ressent quelque chose en post séance ?*

Il s'est avéré que sur la majorité des cas, les deux réponses étaient affirmatives, on peut sans savoir ce que la personne a, l'apaiser, et il y a un mouvement pendant une certaine période après la séance. Seulement comme je ne prévenais pas, les clients me téléphonaient un peu affolés, à n'importe quelle heure du jour et de la nuit.

Je pensais qu'il était préférable de ne rien dire sur les effets post session, **pour ne pas suggérer des choses.**

Le client est hyper réceptif à nos suggestions aussi bien physiques que psychiques en fin de séance. Cependant comme**, sans prévenir,** les clients vivaient quand même des retours de séance, j'ai pris la **décision d'avertir.**

Il ne faut pas partir sur l'idée de la séance unique. C'est très souvent un des rêves de nombreux magnétiseurs et aussi une belle place dans notre ego, de nous dire, *en une session, les clients ont été traités de maux récurrents.*

J'aimais beaucoup l'idée d'une école que j'avais pratiquée (je ne sais plus si c'est reiki ou corps miroir), qui proposait 4 séances :

- 1er Séance : Découverte du corps et de l'esprit des énergies et du praticien
- 2e et 3e Séance : Travail sur le fond du problème et harmonisation du changement.
- 4e Séance : Conclusion du Travail

J'ai eu une période pendant laquelle je ne travaillais que de cette façon en énergétique. Puis je suis passé sur 3 sessions ce qui me semblait plus juste.

Prévenez votre client que **vous devrez vous voir plusieurs fois** et que les sessions à distance ne sont pas incluses dans la série de séances.

Conclusion

Ce premier tome du CT Energetics vous a présenté les principales techniques que j'ai mises en place grâce à la découverte des Points Cosmos et du Contact Connexion.

Ces outils ne sont pas meilleurs qu'un autre système. Les idées clefs sont **simplicité et centrage sur soi**. Ne pas chercher un lien vers l'extérieur mais plutôt **retrouver cette force sans limite en nous.**

Il se peut que certaines explications puissent vous paraître étranges, particulièrement si vous êtes issus du monde du magnétisme.

La notion de transe est très spécifique et il se peut que cela ne fasse pas résonance avec vos croyances et vos expériences. Cela importe peu, c'est plus **une explication possible qu'une vérité.**

Les techniques fonctionnent qu'on adhère ou pas au principe de transe. Prenez du temps pour les expérimenter et les rajouter dans les méthodes que vous utilisez déjà.

Pour tous, je vous conseille sincèrement de prendre un moment pour étudier vraiment votre type de personnalité au travers des ennéagrammes.

C'est une quête qui en vaut la peine.

Les Points Cosmos pourront vraiment **vous ouvrir des portes d'un mieux-être.** Il y a petit à petit une façon de percevoir son être et la vie qui évolue.

Je ferai certainement d'autres livres plus complets sur toutes les facettes des Points Cosmos dans leur **utilisation quotidienne.** Notez que cette 'découverte' est récente alors n'hésitez pas à me **faire partager vos retours** également.

Le Contact Connexion Touching est la technique que **j'aimerais le plus diffuser.** Elle est si simple, si rapide à apprendre et à enseigner, que j'estime qu'elle doit être partagée et non vendue.

Cette méthode ne nécessite pas de stages, de méditations, de croyances, de symboles ou d'initiations. Alors s'il vous plaît si vous êtes satisfaits des résultats, **offrez-la.** Vous pouvez m'envoyer vos retours d'expériences, vos témoignages.

Le travail de nettoyage sera également un vrai plus dans vos vies. Si vous êtes ouverts à cela, passez voir ce que propose le Hoponopono.

Ce que je vous propose ici est ma vision des choses et surtout mes retours d'expériences.

Plus nous nous acceptons, nous aimons, et nous pardonnons et plus le monde qui nous entoure, grandit, change et évolue.

Notre perception avance et nous ne sommes plus enfermés dans des filtres sombres.

La CrossTherapy Energetics est en mouvement, **ce n'est pas un concept figé,** je vais évoluer, avancer, faire des rencontres et des apprentissages, avec cela mes perceptions, mes croyances et mes compréhensions vont changer.

Ne prenez de ce livre et de tous mes livres que ce qui est **bon et juste pour vous.** Prenez ce qui vous parle et vous fait vibrer. Créez votre propre façon de percevoir et de vivre la CrossTherapy que vous pratiquez.

Ne vous figez surtout pas dans une forme. Ici j'ai dû, une nouvelle fois, poser des mots sur une feuille, ces mots se veulent un chemin, une exploration et pas un but ou un objectif.

Ce n'est pas parce que vous n'allez pas dire ou faire ce que j'ai déposé ici que vous n'allez pas parvenir à faire des choses extraordinaires. Restez plus concentrés sur vous et votre partenaire que sur ce qu'un livre ou une vidéo vous enseignent.

Vous pouvez me contacter directement sur mon mail : crosstherapist@gmail.com

Remerciements

Dans ce monde des énergies et des Thérapies de façon générale j'ai eu la chance de rencontrer de nombreuses personnes extraordinaires.

Cependant celles que je souhaite avant tout remercier ce sont mes clients. Toutes ces personnes qui sont venues me voir, m'offrir leur confiance.

J'ai eu la chance de travailler avec des clients qui aujourd'hui ont fini leur voyage. J'ai pu les apaiser avant leur départ. Merci à eux et leurs familles qui m'ont offert cette possibilité.

Je remercie toujours mon équipe, mon clan HnO. Ces hommes et ces femmes avec un cœur énorme. Ils ne cessent de m'étonner et de me faire avancer.

Je remercie aussi les lecteurs qui me donnent des retours, qui me permettent d'améliorer mon travail.

Je remercie mes premiers apprenants de la Session de CT Energetics : François, Emmeline, Bulle, Laure, Pyro, David. Merci de votre confiance et votre envie de découvrir.

Je vous souhaite vraiment le meilleur dans tout ce que vous mettez en place. Je vous souhaite d'apprendre et de découvrir vos capacités, vos possibles.

Faites-vous confiance, vous avez de l'énergie plein vos cœurs.

Be One
Décembre 2013
Pank

Qui est HnO Hypnose ?

HnO Hypnose est une association de pratiquants et de praticiens en Hypnose à tendance Elmanienne, Hypnosophie, Hypnose Fusion et Thérapies Durables.

Notre but est de rechercher, développer, pratiquer et diffuser sur ces sujets. Pour ce faire, nous utilisons plusieurs leviers : des formations, des cabinets ouverts, de l'Hypnose Urbaine, des livres, des audios, des live Facebook, des Podcasts...

Nous organisons des formations en Hypnose Classique Curative, Hypnosophie et Psycho-Pratique Intégrative ainsi que des ateliers en thérapie durable.

L'Hypnosophie est une discipline de synthèse et intégrative. L'hypnose est un vaste monde avec des écoles, des styles et des tendances. Plus qu'un style, nous souhaitons intégrer, sur les bases communes de l'hypnose, une ouverture globale.

Nous organisons des cabinets ouverts, dans le but de faire découvrir l'aspect curatif au plus grand nombre.

Toutes les semaines nous organisons des sorties Hypnose Urbaine ou des Hypno-papotages. Nous y invitons des praticiens mais aussi des amateurs. Le but étant de faire connaître, dans un autre contexte que le soin, ce qu'est l'Hypnose. Cette expérience humaine est extraordinaire. Nous pouvons dissiper les à priori et faire vivre des expériences agréables aux passants. Vous pouvez trouver plus d'informations sur ce que nous mettons en place sur : www.hno-hypnose.com

Nous avons mis en place un site de Mp3 d'Hypnose pour faire vivre des micros séances. Vous trouverez des informations sur : www.hno-mp3-hypnose.com

Si vous souhaitez nous rencontrer, échanger, partager, n'hésitez pas à nous contacter :

Mail : hype.ose@gmail.com

YouTube / Twitter / Facebook : Hype-N-Ose

Aller plus loin avec HnO Hypnose

Site Hypnose Fusion :

J'ai fait un site qui regroupe désormais l'ensemble des thèmes que j'aborde régulièrement.

- Hypnose et Magnétisme
- Hypnose et rupture amoureuse
- Hypnose et Enfants
- Hypnosophie
- Crosstherapy
- Hypnose et Sexualité
- Hypnose et Sommeil
- Hypnose Urbaine
- Coaching et SmartBrain Process
- Hypnose et Grossesse
- Hypnose et Manipulation
- Hypnose et Arrêt du Tabac
- Hypnose et Anneau Gastrique Virtuel (Système BAGH)

N'hésitez pas à l'utiliser le plus possible, je vais le faire évoluer et répondrai à vos questions.
https://hypnosefusion.com/

Programme d'hypnose disponible gratuitement :

Programme pour se donner de la Bienveillance (21 Jours)
https://hypnosefusion.com/hypnose-et-bienveillance/

Programme Mincir et Prendre soin de soi (21 Jours)
https://hypnosefusion.com/systeme-bagh-programme-mincir-et-prendre-soin-de-soi-5min-jour-sur-21-jours/

Programme Arrêter de Fumer Gratuitement (21 Jours)
https://hypnosefusion.com/hypnose-et-arret-du-tabac/

Programme Anneau Gastrique Hypnotique Gratuit (21 Jours)
https://hypnosefusion.com/hypnose-et-anneau-gastrique-virtuel-systeme-bagh/

Programme Loi d'Attraction (21 Jours)
https://transeattraction.wordpress.com/

Programme Sommeil (7 Jours)
https://hypnosefusion.com/hypnose-et-sommeil/

Programme Hypnogrossesse (21 Jours)
https://hypnosefusion.com/hypnose-et-grossesse/

Programme Smartbrain Process (120 Jours)
https://hypnosefusion.com/coaching-et-smartbrain-process/

Boite   à   Outils   :
Je vous ai mis en ligne une petite boite à outils sur le site : https://hno-hypnose.com/boites-a-outils-et-partages/

www.ingramcontent.com/pod-product-compliance
Lightning Source LLC
Chambersburg PA
CBHW060217290526
45789CB00003B/1293